56526225R00057

Made in the USA
Columbia, SC
26 April 2019